Alargamiento de Pene

Los Secretos de Agrandamiento de Pene de la Industria para Adultos. Como Aumentar Pulgadas Realísticamente, de Manera Natural. (Libro en Español/Spanish Book Version)

Alexandre Clarke

Copyright 2018 por Alexandre Clarke. Todos los derechos reservados.

Este documento está orientado a proporcionar información exacta y confiable con respecto al tema tratado. La publicación se vende con la idea de que el editor no tiene la obligación de prestar servicios oficialmente autorizados o de otro modo calificados. Si es necesario un consejo legal o profesional, se debe consultar con un individuo practicado en la profesión.

- Tomado de una Declaración de Principios que fue aceptada y aprobada por unanimidad por un Comité del Colegio de Abogados de Estados Unidos y un Comité de Editores y Asociaciones.

De ninguna manera es legal reproducir, duplicar o transmitir cualquier parte de este documento en forma electrónica o impresa. La grabación de esta publicación está estrictamente prohibida y no se permite el almacenamiento de este documento a menos que cuente con el permiso por escrito del editor. Todos los derechos reservados.

La información provista en este documento es considerada veraz y coherente, en el sentido de que cualquier responsabilidad, en términos de falta de atención o de otro tipo, por el uso o abuso de cualquier política, proceso o dirección contenida en el mismo, es responsabilidad absoluta y exclusiva del lector receptor. Bajo ninguna circunstancia se responsabilizará legalmente al editor por cualquier reparación, daño o pérdida monetaria como consecuencia de la información contenida en este documento, ya sea directa o indirectamente.

Los autores respectivos poseen todos los derechos de autor que no pertenecen al editor.

La información contenida en este documento se ofrece únicamente con fines informativos, y es universal como tal. La presentación de la información se realiza sin contrato y sin ningún tipo de garantía endosada.

El uso de marcas comerciales en este documento carece de consentimiento, y la publicación de la marca comercial no tiene ni el permiso ni el respaldo del propietario de la misma. Todas las marcas comerciales dentro de este libro se usan solo para fines de aclaración y pertenecen a sus propietarios, quienes no están relacionados con este documento.

Tabla de Contenido

Capítulo 1. Entendiendo que es lo que funciona y lo que no funciona.

¿Píldoras para el pene? ¿Cirugía? ¿Bombas para pene? ¿Ejercicios? Con tantas opciones disponibles, ¿cómo podemos distinguir las estafas de lo que realmente funciona? Los productos y procedimientos relacionados con la mejora masculina pueden ser muy caros, y debido a la cantidad de tejido frágil que hay allí abajo, realmente no es algo con lo que se deba experimentar.

En este capítulo, echaremos un vistazo a algunas de las opciones disponibles más populares que prometen mejorar tu órgano masculino y aumentar tu vida sexual. Esto te ayudará a tener una mejor comprensión de la industria de la mejora masculina; aprenderás sobre aquello de lo que deberías mantenerte alejado y aquello que realmente te ayudará a aumentar el tamaño.

Píldoras para el pene

Si eres un hombre con acceso a Internet, sería difícil de creer que nunca hayas visto un anuncio de píldoras para el pene que te promete agregar longitud y circunferencia a tu miembro en un tiempo récord. Leer afirmaciones como "3 pulgadas en menos de un par de semanas" es muy común, y aunque la mayoría de los hombres se acercarían a estos productos con gran escepticismo, en realidad son miles los que compran esos productos como consecuencia de la desinformación y, en algunos casos, de la desesperación. Para ir al grano, las píldoras para el pene no funcionan y en algunos casos pueden ser peligrosas para tu salud en general.

Algunas píldoras para el pene incluirán ingredientes como la hierba de cabra en celo, el Ginkgo Biloba o la maca. Estos ingredientes generalmente ayudarán a mejorar la calidad de la erección, la fuerza y la libido mientras los estás consumiendo. Pueden ser excelentes suplementos para cualquiera que busque mejorar ciertos aspectos de su vida sexual. Sin embargo, las píldoras para el pene no te darán incrementos de tamaño duraderos. Los efectos causados por los ingredientes incluidos en estas píldoras pueden dar la ilusión de aumentar el tamaño del pene debido a las mejoras temporales en la calidad y cantidad de la erección. Muchas de estas píldoras incluso te ofrecen una garantía de devolución de dinero si no ves ningún resultado después de 30 días. Como es probable que la persona note una mejora en la calidad de la erección durante esos días iniciales, se le engañará para que piense que realmente están funcionando.

En resumidas cuentas, es mejor mantenerse alejado de las píldoras para el aumento del pene, a menos que estés interesado en los efectos de los ingredientes que contienen. Si decides usar cualquier tipo de píldoras para aumento del pene, asegúrate de buscar siempre primero el consejo de tu médico u otros proveedores de salud calificados.

Cirugía

Si encuentras un cirujano capaz, con casos de éxito comprobados, la cirugía puede ser una opción si estás dispuesto a comprender los posibles efectos secundarios a largo plazo. Al igual que con la mayoría de los procedimientos quirúrgicos, siempre existe un factor de riesgo. Pueden ocurrir daños y se han reportado algunos casos donde se presenta una disfunción eréctil permanente o temporal. También existen otras complicaciones que pueden ocurrir sin el cuidado posterior y la curación adecuados. Aunque casos como esos no son la norma, debes ser consciente de que son una posibilidad.

La cirugía para el aumento de pene es por sí misma un tema muy amplio, y solo debe considerarse como última opción después de una investigación y un estudio muy cuidadosos del tema. Incluso para aquellos interesados en una solución rápida, recomendamos encarecidamente considerar el bisturí sólo después de probar otros métodos.

Extensores de pene

Ahora estamos adentrándonos en los dispositivos que prometen agregar pulgadas al pene simplemente colocándolos y olvidándose de ellos. Extender un órgano con la ayuda de un dispositivo no es una idea revolucionaria. Es posible que hayas oído hablar de ciertas culturas que encuentran atractivos los cuellos o lóbulos de las orejas agrandados. Para agrandar estas partes del cuerpo, eligen aplicar una resistencia continua al tejido durante un período de tiempo mediante el uso de dispositivos; en el caso de los cuellos, los anillos se agregan en el transcurso de meses y años hasta alcanzar la longitud deseada. Algunas culturas también han aplicado principios similares para agrandar el tamaño de los genitales, por ejemplo, al usar objetos pesados como piedras para aplicar presión constante. Los dispositivos extensores de pene modernos funcionan de manera similar, aplicando fuerza progresivamente al tejido hasta que se gana longitud mediante la adaptación y el aumento del flujo sanguíneo. Generalmente, se usan de 2 a 8 horas por día (o a veces incluso más), con el principio de agregar tantas horas como sea posible para lograr la longitud deseada lo más rápido posible. Por lo general, se requieren al menos 6 meses para empezar a ver buenos resultados.

Los extensores de pene pueden ser incómodos e incluso imposibles de usar bajo ciertas prendas de vestir, y aquellos que tienen un trabajo normal probablemente encontrarán que es muy difícil disimularlos con discreción. El dispositivo es ideal para hombres que pueden comprometerse a usarlo durante varias horas al día y consistentemente. Los buenos dispositivos pueden ser muy costosos y deben verse como una inversión. Nunca busques una marca sin nombre de la que no estés seguro y opta siempre por la calidad, ya que se trata de un tejido muy frágil y debes evitar a toda costa el daño a corto o largo plazo.

En resumidas cuentas, un extensor de pene de calidad puede ayudarte con la mayoría de las ganancias de longitud si se usa constantemente durante el transcurso de varios meses. Definitivamente son una opción digna de considerar si lo que quieres es agregar pulgadas a tu pene sin demasiado esfuerzo. Sus principales inconvenientes son tres: costo, practicidad y comodidad.

Bombas de aire

Las bombas de aire son uno de los dispositivos más usados para tratar la disfunción eréctil. También se utilizan para aumentar el vigor sexual y por lo general se pueden encontrar a precios bajos. Estos dispositivos pueden brindar algunas ganancias de tamaño después de períodos prolongados de constante uso.

Uno de los inconvenientes de las bombas de aire es que a veces encontrarás una acumulación incómoda de edema en tu pene después de alcanzar cierto nivel de vacío. La acumulación de edema o linfa es una acumulación de líquido bajo la piel que puede causar decoloración o dolor en la región genital. Esto se puede solucionar utilizando otros métodos, pero no siempre es práctico.

Las bombas de aire pueden ser una excelente opción para las personas con un presupuesto ajustado que desean utilizar dispositivos para la mejora masculina y están dispuestos a evitar la acumulación de edema que comúnmente causan. Estos dispositivos todavía ocupan un lugar relevante en el mundo de la mejora masculina, pero probablemente son un poco obsoletos al considerar otras opciones, como por ejemplo la siguiente.

Bombas de agua

Las bombas a base de agua han ido ganando popularidad en los últimos años. Su principal encanto se basa en su promesa de resultados a corto y largo plazo. Hay quienes incluso las consideran como la "evolución" de las bombas regulares basadas en aire. A diferencia de aquellas, las bombas de agua utilizan agua tibia en lugar de depender de un vacío de aire para sus efectos. El vacío de agua creado por estos dispositivos empuja una gran cantidad de sangre en el pene, mucho más de lo que un hombre podría hacerlo sólo con la ayuda de la excitación sexual regular. En resumidas cuentas, lo que hacen las bombas basadas en agua es crear una erección muy fuerte mediante el uso de la succión. Algunos afirman que el sistema linfático también obtiene beneficios debido a la oxidación de las células sanguíneas, que ayudan a eliminar las toxinas para mejorar los niveles de salud del pene. Si bien las bombas a base de agua pueden causar acumulación de edema, es un problema mucho menor si se le compara con sus contrapartes basadas en aire.

El objetivo principal de las bombas basadas en agua es proporcionar ganancias de ancho. Ayudan con cierto tamaño de longitud, pero no en la misma medida que otras opciones. Después de usar una bomba de agua para una sesión normal, encontrarás un aumento inmediato y temporal en el tamaño y la calidad de la erección. Los usuarios encuentran que esta es una de las características más atractivas de estos dispositivos, ya que para ver un cambio visible en el tamaño con el uso de otros métodos, se debe invertir mucho tiempo o sesiones.

El veredicto sobre las bombas a base de agua es que funcionan, y con su uso prolongado, te darán ganancias de circunferencia permanentes. También ayudarán con la disfunción eréctil y la calidad de la erección. Sus principales inconvenientes son el costo y la practicidad, ya que suelen ser dispositivos muy voluminosos y tendrías que depender de su uso para ver un progreso constante.

Colgante para pene

El colgante para pene es una opción asistida para la mejora masculina que funciona de manera similar a los extensores de pene. Es probablemente la forma más antigua de mejora masculina asistida que se conoce. La tensión que se ejerce sobre el pene al colgar un peso, creará microdesgarros que, una vez reparados, promoverán un nuevo crecimiento celular, lo que da como resultado un pene más grande y más grueso. Generalmente, se usa este método para aumentar la longitud, pero también es un medio efectivo para agregar grosor.

Algunos argumentan que los colgantes para pene son una opción muy segura cuando se realizan de manera responsable, mientras que otros piensan que los extensores son mucho más seguros y fáciles de usar. El colgante para pene funciona aplicando mucho peso (tensión) durante cortos periodos de tiempo, mientras que los extensores aplican poca tensión en el transcurso de unas cuantas horas.

Uno de los mayores beneficios de este método es que tú tienes el control total de la cantidad de tensión aplicada sobre tu pene (similar a cómo los levantadores de pesas eligen pesas con la cantidad correcta de peso para sus objetivos). Aunque los dispositivos de extensión a veces te permiten saber cuánta presión se está ejerciendo, la mayoría de las veces se tratará de ensayo, prueba y error.

Honestamente pensamos que cualquiera que esté considerando este método debería tener al menos 3 a 4 meses de acondicionamiento antes de comenzar. Puede que no sea tan peligroso como otros métodos, pero aún requiere un cierto nivel de experiencia por parte del usuario.

Se puede argumentar que, dado que la suspensión del pene por lo general requiere unos minutos por día, es junto con las bombas a base de agua uno de los dispositivos más prácticos que existen. A diferencia de los extensores, no es necesario usarlos durante más de 2 horas por día. Sin embargo, para usuarios experimentados, puede ser una muy buena opción.

Pinzamiento

El pinzamiento del pene es otra forma de obtener, por lo general, ganancias de circunferencia. En el mundo de la mejora masculina, este método es considerado como una opción para los usuarios más experimentados, debido a los riesgos potenciales que puede traer consigo. No es recomendado para principiantes.

El pinzamiento funciona mediante el uso de un dispositivo para acumular una enorme cantidad de presión en el pene; esto restringirá el flujo de sangre mientras permite una cantidad muy limitada de flujo de entrada. Después de algunas sesiones, esta presión forzará al tejido del pene a un crecimiento inevitable.

Por lo general, hay dos lesiones principales relacionadas con el pinzamiento: venas trombosadas y vasos linfáticos. Si tu pene no está acostumbrado a la cantidad extrema de presión causada por este método, puedes ponerte fácilmente en riesgo.

El pinzamiento funciona porque durante un período de tiempo distorsionará el pene en un tamaño mayor que el normal. Sin embargo, no es una opción que podamos recomendar, ya que hay métodos mucho más seguros y prácticos disponibles.

Ejercicios manuales

Pocas son las personas que siquiera han pensado que es posible ejercitar los órganos genitales. Los ejercicios para el pene son saludables, extremadamente prácticos, son seguros cuando se realizan correctamente y, lo mejor de todo, no cuestan absolutamente nada. Te brindan muchos de los mismos beneficios que ofrecen otras opciones, pero con pocos inconvenientes. Además de las ganancias de tamaño, es común encontrar un aumento del vigor, la libido y la calidad de la erección después de practicar ejercicios de mejora masculina durante un tiempo.

Hay toda una gama de ejercicios diferentes que puedes utilizar para alcanzar tus objetivos, ya sea que estés interesado en la longitud, en la circunferencia, o en erecciones más fuertes y más duras. Si cuentas con privacidad, estos ejercicios se pueden realizar en casi cualquier lugar y no requieren demasiado tiempo de tu día para que puedas empezar a ver ganancias. Es común que los hombres encuentren buenos resultados con ellos después de algunas semanas de compromiso.

Esta guía se centra principalmente en los mejores y más efectivos ejercicios de mejora masculina que puedes llevar a cabo para lograr tus objetivos de tamaño. En el próximo capítulo, nos enfocaremos en ejercicios seleccionados que, según se ha demostrado, funcionan una y otra vez. Te guiaremos a través de un programa para principiantes, intermedios y avanzados que te ayudará a seguir progresando de la manera más eficiente posible. Dado que los ejercicios manuales son gratuitos y están disponibles para ti en todo momento, posiblemente no haya una mejor manera de comenzar tu viaje de mejora masculina que implementándolos en tu estilo de vida.

Nota

Probablemente hemos omitido algunas opciones importantes de mejora masculina, sin embargo, las que cubrimos aquí son las más populares y las más ampliamente utilizadas de todas.

Capítulo 2: Los mejores ejercicios

Ahora que hemos analizado algunas de las opciones más populares e identificado qué es lo que funciona y qué es lo que no, hablaremos de los mejores ejercicios a nuestra disposición para lograr los objetivos deseados de longitud y circunferencia.

Ejercicio #1: El Jelq básico

En la mejora masculina, el movimiento jelq básico es probablemente el más conocido de todos los ejercicios manuales, y es popular por ser la piedra angular de muchos programas destinados a aumentar el tamaño. Si tu objetivo principal es mejorar el tamaño y la fuerza de tu pene, este es el ejercicio que deberás usar repetidamente. Es común escuchar que los hombres ganan hasta 2 pulgadas usando una rutina que tiene jelqs como la columna vertebral de su programa de mejora masculina.

La palabra "jelq" puede sonarte extraña, y aunque se

desconoce el origen real del término, se cree que se ha utilizado en el mundo occidental desde los años 70. Para mayor claridad, la palabra básicamente significa "ordeñar" y el movimiento se parece mucho al que usarías para ordeñar a una vaca.

Hacer jelqs es una práctica muy saludable para tu órgano masculino cuando se realiza de la manera adecuada, preferiblemente con una fase de calentamiento y enfriamiento apropiada. Una excelente manera de saber si estás realizando el jelqing correctamente es verificando la fuerza y la calidad de tu erección. Si tus erecciones han ido mejorando con el tiempo, entonces es correcto seguir adelante o agregar más pasos a tu rutina actual; Si tus erecciones no mejoran o la calidad de éstas disminuye, entonces debes prestar atención a tu cuerpo y retroceder un poco disminuyendo la frecuencia o la intensidad.

Cuando desees realizar un jelq, lo primero que debes tener en cuenta es tu nivel de erección. Para simplificar las cosas, supongamos que hay 4 niveles de erección:

1. El pene es visiblemente más grande pero no está

duro. 25% erecto

2. El pene tiene dureza, pero no lo suficiente como para sostener una relación sexual. 50%

3. El mínimo indispensable para poder tener relaciones sexuales pero el pene no está completamente duro. 75% erecto

4. Dureza máxima. 100% erecto

Para el jelqing, especialmente en el caso de los principiantes, se recomienda utilizar cualquier fase entre los niveles 1 y 3, pero nunca el 4. La razón de esto es que vas a estar empujando una gran cantidad de sangre hacia el cuerpo de tu pene cuando se hace el movimiento, y al hacerlo con una erección de nivel 4, puedes irte por la borda fácilmente y terminar disminuyendo tu progreso como consecuencia del sobreentrenamiento. Nuevamente, podemos usar la tonificación muscular como un ejemplo. La primera vez que alguien va a un gimnasio, no comienza a acumular peso cuando realiza un ejercicio, porque esto solo provocará una lesión. Los músculos aún no han sido acondicionados para manejar los pesos pesados. El jelqing con una erección de nivel 4 puede ser comparable a esto; puede ser muy efectivo, pero solo debe hacerlo un usuario avanzado que ya esté bien condicionado.

Para realizar un jelq, recomendamos usar algún tipo de lubricación para hacer que los movimientos sean más fluidos y fáciles de realizar. Puedes usar cualquier cosa que sea segura para tu piel; por ejemplo, la vaselina y el aceite de bebé funcionan bastante bien para este propósito. Una vez que tengas ambas manos lubricadas (recomendamos usar ambas manos para que puedas realizar varios jelqs de manera rápida), intenta llevar tu pene a una erección de nivel 2. Los niveles 1 y 3 también funcionan, pero los principiantes pueden encontrar que el número 2 es el punto ideal. Con el pulgar y el dedo índice, realiza una forma de anillo (a veces también llamada forma de "OK") que sea lo suficientemente grande como para agarrar tu pene un poco. Coloca la empuñadura del anillo en el cuerpo de tu pene, tan cerca de tu hueso púbico como sea posible y aplicando una ligera cantidad de presión, luego deslízala a través del cuerpo de tu pene y detente antes de llegar al glande. Inmediatamente detén el movimiento cuando hayas alcanzado el área del glande, no avances completamente hacia la punta.

Eso es todo, has completado efectivamente 1 repetición. En caso de que te lo estés preguntando, la presión ideal para el agarre del anillo es aquella que te permite mover la sangre por todo el cuerpo del pene, al punto en que no es incómodo. Una vez que hayas terminado una repetición jelq, puedes comenzar rápidamente otra usando la otra mano y haciendo exactamente el mismo movimiento. De esta manera, puedes acumular muchas repeticiones en un corto período de tiempo. Algunas personas pueden encontrar que es más cómodo o menos complicado realizar el jelq con una región púbica rasurada o recortada. Esto es totalmente opcional, por lo que depende de ti saber si esto tendrá un efecto positivo al realizar el ejercicio.

Asegúrate de familiarizarte con el movimiento jelqing, ya que volverás a él una y otra vez cuando realices los programas de mejora del pene. También se puede hacer fuera de los programas, siempre que desees disfrutar de algunos de los beneficios a corto plazo que pueden ofrecer a tu vida sexual.

Ejercicio #2: El estiramiento básico

Si hubiera otro ejercicio "imprescindible" en el mundo de la mejora masculina, probablemente sea el estiramiento básico. Si lo piensas bien, es probable que sea la forma más antigua de ejercicio de pene que se haya realizado alguna vez (el jelq y otros ejercicios requieren un poco más de pasos para realizar una repetición). El estiramiento básico es otra gran herramienta que puedes usar para alcanzar tus objetivos de talla. A diferencia del jelq, que generalmente se realiza para mejorar el tamaño total del pene, el estiramiento es notable por proporcionar incrementos de longitud en verdad increíbles. Mientras que algunas personas han reportado aumentos de grosor al hacer estiramientos básicos, ten en cuenta que hay mejores opciones para ti si el ancho es lo que más te interesa.

Verás que muchos programas de mejora del pene incluyen estiramientos como uno de los primeros ejercicios a realizar inmediatamente después de la fase de calentamiento. Esto se debe a que, cuando se realiza dentro de los niveles actuales de acondicionamiento, un estiramiento es ideal para relajar los músculos y tejidos.

Para   realizar   este

ejercicio, simplemente jala y estira por completo (solo debes sentir una leve sensación de hormigueo, sin dolor) tu pene en cualquier ángulo durante tantos segundos como lo indique tu programa. Sí, ¡es así de fácil! Probablemente hayas realizado este ejercicio algunas veces (aunque sin la fuerza o la consistencia suficientes para estimular el crecimiento de tejido) sin saber que es un ejercicio común para la mejora masculina.

Una buena regla general para tener en cuenta al momento realizar el estiramiento (o cualquier otro ejercicio de mejora masculina), es que el dolor nunca es una buena señal. Si sientes dolor al realizar un ejercicio, detente y retrocede un paso para volver a evaluar la intensidad que estás utilizando. El dolor es una forma en que el cuerpo te hace saber que estás causando daño no deseado a tu tejido. Creemos que es mejor mencionar esto en el tramo básico porque es muy fácil aplicar demasiada fuerza al realizar una repetición.

Ejercicio #3: El movimiento de helicóptero

Muchos consideran que el movimiento de helicóptero no es un ejercicio efectivo para agrandar o alagar el pene, pero el calentamiento es quizás su aplicación más común. Si bien la efectividad de este movimiento de sacudida de helicóptero es discutible en cuanto a la longitud, no hay duda de que es uno de los mejores, sino es que la mejor transición hacia otros ejercicios, tales como estiramientos manuales y jelqs. Los movimientos de helicóptero son muy cuidadosos con los ligamentos, y realmente ayudan a relajar todo para un trabajo posterior más intenso.

Una de las formas más fáciles de visualizar la técnica correcta que debes usar para el movimiento de helicóptero es tomando las llaves de tu automóvil o de la casa y girarlas. Para realizar el ejercicio, primero, agarra tu pene por la base y sostenlo con tu pulgar e índice. Usando la fuerza de tu muñeca, gira suavemente tu pene en movimiento circular, ya sea en sentido de las manecillas del reloj o en el sentido contrario. Hacer un círculo cuenta como una repetición.

Ejercicio #4: El Jelq en forma de V

El Jelq en forma de V es uno de los mejores ejercicios de mejora masculina porque combina los efectos de dos de los ejercicios más importantes y populares: el jelq estándar y el estiramiento básico. Es casi tan bueno como realizar ambos ejercicios al mismo tiempo. Probablemente estés pensando que este es un ejercicio muy avanzado, pero de hecho, es bastante seguro, incluso para principiantes que lo utilizan en su primer programa.

Realizar un jelq en forma de V es bastante simple: con la mano, haz una forma de V separando los dedos medio y anular y coloca tu pene (por mucho, la erección en nivel 2 funciona mejor para este ejercicio) en el espacio entre ellos. Al igual que con los jelq estándar, deberás agarrar el pene muy cerca del hueso púbico. Estira el pene hasta llegar al ángulo deseado y luego desliza tus dedos a través del eje, y detenlo una vez llegues al glande. Esto contaría como 1 repetición completa. Una vez que llegues al cuerpo del pene, puedes cambiar a tu otra mano y hacer el movimiento exacto para realizar otra repetición. Al realizar el jelq en forma de V, deberás considerar no excederte con tu nivel de erección. Si te das cuenta de que estás alcanzando una erección de nivel 3/4, detente y trata de volver al nivel 2. Como con jelq estándar, realizar este ejercicio con mucho flujo de sangre en el pene puede llevar rápidamente al agotamiento y al sobreentrenamiento. Y al igual que con los jelqs estándar, la lubricación es muy recomendable al realizar este ejercicio, ya que te ayudará a realizar muchas repeticiones en un lapso corto, pues permitirás que tus dedos se deslicen suavemente hacia arriba y hacia abajo en el cuerpo del pene.

Ejercicio # 5: El apretón de caballo

El apretón de caballo es considerado como uno de los ejercicios más avanzados que puedes realizar y debe hacerse con mucho cuidado, con el calentamiento adecuado antes de iniciar. Se realiza principalmente para ganar circunferencia, aunque algunos hombres también han reportado ganancias de longitud exitosas.

Para realizarlo, debes tener una fuerza de erección entre los niveles 3 y 4. El punto ideal para la mayoría es entre el 85% y el 90%. Con tu primera mano, haz una forma de anillo con la mano o un agarre en forma de "OK" en la base de tu pene, y sostenlo lo más apretado posible. Deberías estar sosteniendo tan cerca del hueso púbico como te sea posible. Con la otra mano, y con las palmas hacia abajo, haz un segundo agarre circular directamente por encima del glande. Básicamente, lo que estás tratando de lograr es empujar la sangre en el glande hacia el cuerpo del pene, y como estás agarrando la base con la otra mano, se acumulará mucha presión. Los apretones de caballo se pueden realizar durante 5 segundos al principio, y hasta por más de 40 cuando estés ya muy condicionado al ejercicio.

Ejercicio #6: Kegels

De todos los ejercicios enlistados en este capítulo, es probable que los Kegel sean los que la mayoría ya conoce. Es bastante conocido que los ejercicios de Kegel pueden ser, de muchas maneras diferentes, muy beneficiosos para la salud de las mujeres. Debido a su fama como ejercicio de mujeres, no son muchos los hombres que los usan para la salud del pene.

Aunque es difícil que los Kegel por sí mismos agreguen alguna pulgada directamente a tu pene, son un ejercicio increíble que en gran medida complementará tu rutina de mejora masculina. Los beneficios de los Kegels son muchos: mejor control de la eyaculación, mejor calidad de la erección, aprender a relajar los músculos correctos durante el coito, fuerza de eyaculación más fuerte, mejor flujo sanguíneo en el área genital, aumenta la intensidad del orgasmo, y ayuda para la incontinencia urinaria.

Si agregas ejercicios de Kegel a tu rutina actual de mejora masculina, te encontrarás teniendo erecciones más fuertes y durarás mucho más tiempo durante las relaciones sexuales. También ayudarás a la curación y la construcción de tejido nuevo en el área genital gracias al aumento del flujo sanguíneo. A esto, agrégale el hecho de que tu pene crecerá con el tiempo y tendrás una estupenda combinación que exaltará muchas áreas de tu vida amorosa. Probablemente no haya mejor ejercicio complementario para los jelqing, los estiramientos y otras formas de mejora masculina, que un conjunto de ejercicios de Kegel bien realizados.

Realizar una repetición de Kegel es bastante simple, aunque puede ser un poco complicado localizar el músculo derecho (llamado músculo pubocoxígeo) que debe contraerse al principio. La forma más fácil de localizar el pubocoxígeo es detener el flujo de orina de forma natural la próxima vez que vayas a orinar. El músculo que contrajiste para este movimiento es exactamente el mismo que usarás para tus repeticiones de Kegel. La contracción de este músculo cuenta como una repetición, y las repeticiones pueden durar desde menos de un segundo hasta varias. Al principio, probablemente descubras que es muy complicado realizar una repetición de Kegel por menos de un segundo. Sin embargo, después de un tiempo, desarrollarás mucho control en esa área y podrás contraer el músculo incluso durante 5 segundos o más.

Si deseas desarrollar aún más una conexión entre mente y músculo con el pubocoxígeo, recomendamos que te sientes en una silla dura y realices una repetición. De esta forma te será muy fácil sentir el músculo pubocoxígeo.

Sin embargo, cabe mencionar una advertencia: no se recomienda realizar Kegels durante las relaciones sexuales. Muchos descubren que, después de un tiempo de realizar estos ejercicios, la resistencia y el control de la eyaculación mejoran enormemente, por lo que deciden tensar durante el sexo estos músculos que ahora ya conocen. En la mayoría de los casos, esto sólo dará como resultado que alcances más rápido el orgasmo, ya que una de las claves para controlar la eyaculación es relajar los músculos PC. Limita tus ejercicios de Kegel para antes del coito, o como último recurso para prevenir la eyaculación.

Capítulo 3: Programa para principiantes

Los primeros meses son los más cruciales para cualquier hombre que aspire a mejorar el tamaño de su pene. Los primeros 3-4 meses te darán tu primera dosis de aumento de tamaño visible, y en gran medida también acondicionarán tus genitales para cualquier otro programa avanzado que decidas seguir más adelante. Si no has realizado ningún tipo de programa para la mejora masculina, te recomendamos no omitir el programa para principiantes, ya que los ejercicios, la frecuencia y la intensidad incluidos en él son exactamente lo que un pene no condicionado podrá manejar sin efectos secundarios negativos.

Recomendamos hacer el programa para principiantes durante 4 meses. También puedes volver a éste cuando quieras darle un empujón a la salud del pene, ya que es muy simple y rápido de usar. Algunos hombres que están interesados en simplemente agregar un poco de tamaño a su pene descubrirán que el programa para principiantes es más que suficiente para sus objetivos. Si crees que te gustaría seguir ganando un poco más de tamaño después del completar el programa para principiantes, entonces revisa las rutinas intermedias y avanzadas.

Puedes realizar el programa para principiantes todos los días durante cinco días seguidos, y después descansar dos. Algunos hombres incluso pueden lograr el programa con seis días seguidos de ejercicios y solo un día de descanso. Otra opción para aquellos que tienen más dificultades para acomodar el programa en sus vidas cotidianas, es realizar los ejercicios dos días seguidos y luego descansar 1.

Calentamiento

La fase de calentamiento es probablemente el paso que la mayoría pasa por alto en una rutina de mejora masculina. Saltarse el calentamiento adecuado puede dar como resultado una disminución a corto plazo en la calidad de la erección y un progreso mucho más lento. Es muy importante acondicionar el tejido para algunos de los ejercicios más intensos, y la manera más fácil de hacerlo es con un calentamiento rápido de 5-10 minutos.

Para calentar, necesitarás

un trozo de tela y agua caliente (¡que no queme!). Para comenzar, primero toma la tela y humedécela completamente con agua caliente. Después, comenzarás a aplicarla en toda tu área púbica y genital. Asegúrate de que el agua caliente llegue a todas partes, especialmente a la base del pene, el eje, el glande, y los testículos. El área que rodea la base del pene también es muy importante y debe humedecerse adecuadamente. La idea es preparar todos los tejidos y ligamentos del área genital para que pueda estar lista para los ejercicios. Después de 5-10 minutos, empezarás a sentir que todo está un poco caliente desde adentro. Esa es una excelente señal para que comiences a realizar los ejercicios.

Primero debes comenzar con movimientos de helicóptero para que tus ligamentos se aflojen y estén listos para cooperar. Realizar todas las repeticiones no debería llevarte más de 3-5 minutos.

Set 1. Movimientos de Helicóptero

Realiza 60 movimientos de helicóptero en el sentido de las manecillas del reloj.
Realiza 60 movimientos de helicóptero en sentido

contrario a las manecillas del reloj.

Para continuar, el primer ejercicio "real" de ganancias que debes realizar es el estiramiento manual. Los estiramientos manuales tienden a ser una de las mejores opciones para el principio porque no son tan intensos como otros ejercicios –por ejemplo, el jelqing- para tu pene. Los estiramientos manuales se pueden realizar desde todo tipo de ángulos diferentes y es muy importante cubrir la mayoría de ellos, ya que esto forzará a los ligamentos a crecer mucho más rápido que si solo te concentraras en un par de ángulos.

Set 2. Estiramientos básicos Ronda 1

Jala el pene hacia arriba (en posición de las 12 en punto) durante 25 segundos.

Jala el pene hacia abajo (en posición de las 6 en punto) durante 25 segundos.

Jala el pene hacia la derecha (en posición de las 3 en punto) durante 25 segundos.

Jala el pene hacia la izquierda (en posición de las 9 en

punto) durante 25 segundos.

Comenzando desde la posición superior (12 en punto), haz un círculo completo con tu pene mientras lo jalas. Completar el círculo debería tomar de 40 a 60 segundos.

Set 3. Estiramientos básicos Ronda 2

Jala el pene hacia arriba a la derecha (en posición de la 1 en punto) durante 25 segundos.

Jala el pene hacia arriba a la derecha (en posición de las 2 en punto) durante 25 segundos.

Jala el pene hacia arriba a la izquierda (en posición de las 11 en punto) durante 25 segundos.

Jala el pene hacia arriba a la izquierda (en posición de las 10 en punto) durante 25 segundos.

Jala el pene hacia abajo a la derecha (en posición de las 4 en punto) durante 25 segundos.

Jala el pene hacia abajo a la derecha (en posición de

las 5 en punto) durante 25 segundos.

Jala el pene hacia abajo a la izquierda (en posición de las 8 en punto) durante 25 segundos.

Jala el pene hacia abajo a la izquierda (en posición de las 7 en punto) durante 25 segundos.

Empezando desde la posición superior (12 en punto), haz un círculo completo con tu pene mientras lo jalas. Completar el círculo debería tomar de 40 a 60 segundos.

Después de que se hayan realizado los dos grupos de estiramientos básicos, es hora de pasar a lo que podría decirse que es el ejercicio más importante del programa: el jelq. Recomendamos usar un poco de lubricante y un nivel de erección de nivel 2. Es muy común obtener una erección de nivel 3 o incluso 4 al realizar este ejercicio, ya que puedes sentir sensaciones similares a la masturbación. Si alguna vez te encuentras alcanzando un nivel más alto de erección, retrocede por unos segundos hasta que el flujo sanguíneo disminuya. A medida que te acostumbres cada vez más a estos ejercicios, comenzarán a sentirse menos como masturbación, y tus niveles de erección se mantendrán en el rango que deseas.

Set 4. Jelqs básicos Ronda 1

Haz 50 Jelqs de manera rápida (cada repetición debe durar alrededor de 1 segundo).

Set 5. Jelqs básicos Ronda 2

Haz 50 Jelqs de forma lenta y controlada (cada repetición debe durar de 3 a 4 segundos)

Una vez que hayas terminado con los jelqs, puedes enfriarte o empezar el set opcional de jelq en forma de V. Si eres un novato, puedes optar por el set opcional después de tu tercera o cuarta semana. Si eliges los Jelqs en V, recuerda utilizar una erección de nivel 2 y nunca más de eso.

Set 6. Jelqs en V

Realiza 20 Jelqs en V hacia arriba (en posición de las 12 en punto).
Realiza 20 Jelqs en V hacia abajo (en posición de las 6

en punto).

Realiza 20 Jelqs en V hacia la derecha (en posición de las 3 en punto).

Realiza 20 Jelqs en V hacia la izquierda (en posición de las 9 en punto).

Enfriamiento post-ejercicios

El enfriamiento también es muy importante, pues es clave para prevenir el agotamiento excesivo de los ligamentos y las lesiones menores. Es muy similar al calentamiento, y necesitarás nuevamente la tela y el agua caliente. Esta vez solo necesita aplicar el paño durante al menos 4 a 5 minutos.

Una advertencia sobre el sobreentrenamiento y el agotamiento

A medida que pasen los días, verifica si hay signos positivos y negativos. Si notas mejoras en la calidad de la erección y comienzas a ver ganancias visibles, definitivamente estás en el camino correcto. Si no ves ninguna mejora, puedes tomar algunos días de descanso para permitir más frecuencia. Si ves una disminución en la calidad de la erección, eso significa que te estás excediendo y necesitas agregar algunos días de descanso o evitar el ejercicio por un tiempo.

Algunos novatos en el mundo de la mejora masculina realizarán el programa con mucha facilidad, y rara vez -sino es que nunca- notarán signos de agotamiento excesivo, mientras que otros dependerán en gran medida del ensayo y error para encontrar la cantidad correcta de frecuencia y los días de descanso que necesitan.

Capítulo 4: Programa intermedio

Después de que hayas encontrado estabilidad con el programa para principiantes, y si aún deseas obtener más tamaño, siéntete libre de avanzar hacia el programa intermedio.

Como antes, realiza el calentamiento durante 5-10 minutos antes de pasar a los otros ejercicios. En este punto, los movimientos de helicóptero del programa para principiantes son opcionales.

Set 1. Estiramientos básicos Ronda 1

Jala el pene hacia arriba (en posición de las 12 en punto) durante 35 segundos

Jala el pene hacia abajo (en posición de las 6 en punto) durante 35 segundos.

Jala el pene hacia la derecha (en posición de las 3 en punto) durante 35 segundos.

Jala el pene hacia la izquierda (en posición de las 9 en punto) durante 35 segundos.

Comenzando desde la posición superior (12 en punto), haz un círculo completo con tu pene mientras lo jalas. Completar el círculo debería tomar de 40 a 60 segundos.

El segundo set se enfocará en los ligamentos en diferentes ángulos para un efecto poderoso.

Set 2. Estiramientos básicos Ronda 2

Jala el pene hacia debajo de tus piernas y detrás de los glúteos durante 35 segundos.

Jala el pene hacia debajo de tus piernas y detrás de los glúteos hacia la izquierda durante 35 segundos.

Jala el pene hacia debajo de tus piernas y detrás de los glúteos hacia la derecha durante 35 segundos.

Jala el pene hacia debajo de tus piernas y detrás de los glúteos y realiza un círculo completo jalándolo desde todos los ángulos. Completar el círculo debería tomar de 40 a 60 segundos.

Ahora es el momento de realizar los jelqs. Como tu pene ya está acondicionado, puedes intentar hacer esto con una erección de nivel 3.

Set 3. Jelqs básicos Ronda 1.

Haz 150 Jelqs de forma rápida (cada repetición debe durar alrededor de 1 segundo).

Set 4. Jelqs básicos Ronda 2.

Haz 100 Jelqs de forma lenta y controlada (cada repetición debe durar de 3 a 4 segundos)

El ejercicio final es el jelq en forma de V.

Set 5. Jelqs en V.

Realiza 35 Jelqs en V hacia arriba (en posición de las 12 en punto)

Realiza 35 Jelqs en V hacia abajo (en posición de las 6 en punto)

Realiza 35 Jelqs en V hacia la derecha (en posición de las 3 en punto)

Realiza 35 Jelqs en V hacia la izquierda (en posición de las 9 en punto)

Termina la sesión enfriándote como se explicó en el programa anterior.

Capítulo 5: Programa avanzado

El programa avanzado es muy similar al programa intermedio; la gran diferencia es la adición de apretones de caballo. Recomendamos pasar al programa avanzado solo después de que hayas encontrado estabilidad con la rutina intermedia.

Set 1. Estiramientos básicos Ronda 1.

Jala el pene hacia arriba (en posición de las 12 en punto) durante 40 segundos

Jala el pene hacia abajo (en posición de las 6 en punto) durante 40 segundos

Jala el pene hacia la derecha (en posición de las 3 en punto) durante 40 segundos

Jala el pene hacia la izquierda (en posición de las 9 en punto) durante 40 segundos

Comenzando desde la posición superior (12 en punto),

haz un círculo completo con tu pene mientras lo jalas. Completar el círculo debería tomar de 40 a 60 segundos.

Set 2. Estiramientos básicos Ronda 2.

Jala el pene hacia debajo de tus piernas y detrás de los glúteos durante 45 segundos.

Jala el pene hacia debajo de tus piernas y detrás de los glúteos hacia la izquierda, durante 40 segundos.

Jala el pene hacia debajo de las piernas y detrás de los glúteos hacia la derecha durante 40 segundos.

Jala el pene hacia debajo de tus piernas y detrás de los glúteos y realiza un círculo completo jalándolo desde todos los ángulos. Completar el círculo debería tomar de 40 a 60 segundos.

Set 3. Jelqs básicos Ronda 1.

Haz 200 Jelqs de forma rápida (cada repetición debe durar alrededor de 1 segundo)

Set 4. Jelqs básicos Ronda 2

Haz 150 Jelqs de forma lenta y controlada (cada repetición debe durar de 3 a 4 segundos)

Set 5. Apretones de caballo

Comienza por realizar un apretón de caballo de 5 a 10 segundos. Añade 1 segundo a cada sesión hasta que llegues a los 40 segundos.

Finaliza la sesión realizando la rutina de enfriamiento habitual. Permite por lo menos 5 minutos.

Capítulo 6: Superando la eyaculación precoz

¿Lidias actualmente con la eyaculación precoz? Tu caso en definitiva no es único. Se estima que probablemente alrededor del 20 al 30 por ciento de los hombres sufren de eyaculación precoz. Este es un problema que puede afectar a hombres de todas las edades, y es conocido por causar una serie de inseguridades y problemas psicológicos en quienes la padecen.

¿Qué es exactamente la eyaculación precoz? Cuando un hombre tiene un orgasmo demasiado pronto como para que su pareja disfrute del sexo en múltiples ocasiones, se considera que es una eyaculación precoz. No importa la duración, pues puede ir desde los 30 segundos a los 4 minutos, pero los casos donde uno dura menos de 2 minutos están por lo general y en la mayoría de las culturas vinculados a este problema. Incluso puede ocurrir antes de que comience la penetración o el contacto físico en el área genital. Los hombres que la padecen a menudo tienen un aumento de ansiedad o de culpa al ser conscientes de su problema, lo que por lo general conduce a un rendimiento todavía peor.

Existen dos tipos principales de eyaculación precoz: la que es de por vida, y la adquirida (también conocida como secundaria). El tipo que es de por vida ocurre por lo general cuando un adolescente está experimentando su primer contacto sexual. Puede ser muy difícil de tratar porque generalmente se vincula con problemas psicológicos profundamente arraigados que también deben abordarse para superar el problema con éxito. Algunos malos hábitos comunes en los adolescentes, como masturbarse para eyacular tan rápido como sea posible, a menudo empeoran las cosas. La eyaculación precoz adquirida ocurre más adelante en la vida y generalmente se desencadena por causas psicológicas como problemas en la relación, estrés o causas físicas como presión arterial alta, diabetes o problemas hormonales.

En algunos casos, la eyaculación precoz puede mejorar por sí misma. Con suficiente práctica, este problema puede mejorar. Además, la mayoría de los hombres encontrará que hacer ejercicios relacionados con la mejora masculina será una excelente ayuda para retrasar sus eyaculaciones. Ejercicios como el estiramiento y el kegel a veces pueden ser todo lo que necesitan para fortalecer los ligamentos y los músculos que mejoran el control de la eyaculación. Sin embargo, esto no será suficiente en todos los casos, y algunos necesitarán un poco de ayuda adicional para retrasar la eyaculación precoz.

Pero hay algunas buenas noticias: entre el 50 y el 90 por ciento de los hombres logran mejorar su control de la eyaculación con algunos cambios en el estilo de vida. Si actualmente padeces eyaculación precoz, deberías considerar seriamente suspender o reducir el consumo de alcohol y tabaco. Tan solo esto puede hacer mucho para mejorar el control de la eyaculación. El ejercicio y una dicta adecuada también beneficiarán a los hombres que sufren un aumento de los niveles de estrés que terminan afectando su rendimiento en la cama.

Existen algunas "soluciones rápidas" para la eyaculación precoz que pueden ser de gran ayuda en el corto plazo. La primera recomendación que generalmente se hace a los hombres con este problema es usar condones más gruesos o condones que incluyan sustancias que disminuyen la sensibilidad del pene. Estas sustancias "entumecedoras" también se venden por sí mismas en forma de cremas, geles o aerosoles. Generalmente, incluyen lidocaína y lidocaína-prilocaína, que son 2 anestésicos locales de tipo amida. Como habrás imaginado, el efecto negativo más obvio es la disminución en el placer y en ocasiones la pérdida de la erección.

Los ejercicios especializados para mejorar el control de la eyaculación son nuestra opción número uno para ayudar a los hombres en este ámbito. Al igual que los ejercicios de mejora masculina, son fáciles de realizar, prácticos y libres de usarse en cualquier momento. Aunque una de nuestras mejores recomendaciones para mejorar el control de la eyaculación son los ejercicios de Kegel, no los cubriremos, pues lo hemos hecho ya de manera extensiva en capítulos anteriores.

Aquí hay algunos ejercicios que han demostrado ser extremadamente exitosos para retrasar la eyaculación.

La técnica "Iniciar-parar"

Esta es una técnica muy simple y fácil de realizar y no requiere de una pareja para practicarla. De hecho, recomendamos practicarlo con la masturbación antes de integrarlo a las relaciones sexuales en pareja, pues puede ser un poco frustrante que constantemente detengas la relación sexual.

Empiezas estimulando el pene y te detienes justo antes de sentir que estás a punto de eyacular (esta técnica a veces se denomina "edging", es decir, llegar al borde). Un ejercicio mental que puede ayudar es clasificar tu nivel de estimulación actual del 1 a 10. El 1 equivale a apenas excitado y el 10 al orgasmo. Al practicar esta técnica, trata de no superar el nivel 7 u 8. Siempre que sientas que estás superando los 8, detente por completo y espera a que tu excitación baje a por lo menos un 4 (podría tomar de 40 a 60 segundos).

Mezcla de estimulación oral y manual

Esta no es una técnica para retrasar la eyaculación, sino una excelente manera de evitar la interrupción del placer que siente tu pareja cada vez que usas la técnica de iniciar-parar. Siempre que sientas que estás llegando a más de 8 en tu escala de excitación, detén la penetración y concéntrate en darle placer oral o manual a tu pareja. Esto eliminará la mayor parte de la molestia que tu pareja puede sentir al practicar el "edging".

La técnica del apretón

La técnica del apretón se realiza apretando el pene en el área entre el cuerpo y el glande (durante el tiempo que demore la sensación eyaculatoria, pero generalmente, de 20 a 30 segundos). Apretar detendrá completamente la eyaculación y puede ser un método muy eficaz para controlar tus orgasmos; sin embargo, no recomendamos realizar esta técnica más de 3 a 5 veces por sesión, ya que puede afectar un poco la calidad de la erección durante el sexo.

Aquí hay algunos otros consejos y sugerencias que pueden ser de excelente ayuda.

Tener más sexo

Esto podría ser obvio, pero al practicar mucho, inevitablemente mejorarás en el control de tus sensaciones y niveles de estimulación. Esto aplica especialmente para los casos psicológicos donde la ansiedad en cuanto al rendimiento está presente.

Juguetes sexuales para hombres

Si actualmente no tienes pareja sexual, hay otra opción disponible para mejorar el control de la eyaculación con la práctica: juguetes sexuales masculinos que simulan las sensaciones de estar dentro de la vagina. Realmente puedes lograr un mayor control y una mejor práctica al usar estos juguetes.

Masturbarte 1-2 horas antes de tener sexo

Este es probablemente uno de los trucos más viejos y conocidos. Seguro has escuchado sobre él en la secundaria. En muchos casos, esta solución rápida hará maravillas para tu control de la eyaculación, ya que tu pene tendrá una sensibilidad disminuida como consecuencia del orgasmo reciente. Después de un período prolongado entre orgasmos, tu pene tendrá una mayor sensibilidad que luego conducirá a un control del orgasmo deficiente. Masturbarse con frecuencia es una excelente manera de disminuir tus niveles de sensibilidad. Sin embargo, esto puede ser contraproducente si entrenas tu pene para alcanzar el orgasmo rápidamente (menos de 2 a 4 minutos). Es una buena idea practicar la técnica iniciar-parar cada que te masturbes.

Pensar sobre alguna otra cosa

Probablemente también hayas escuchado sobre este viejo truco. A veces es bueno distraer la mente enfocando tu atención en otra cosa. Algunos de los métodos más efectivos parecen ser pensar en cosas desagradables o totalmente repugnantes cuando tienes relaciones sexuales. Este método puede ser útil, aunque disminuye el disfrute general que obtendrás del sexo. Intenta usarlo después de probar algunos de los otros métodos primero.

Comunicarte con tu pareja

Algunas veces, una de las maneras más fáciles de corregir la ansiedad de desempeño sexual es simplemente tener una conversación honesta con tu pareja. Esto puede hacer maravillas para ayudar a aliviar la preocupación y el estrés sobre el rendimiento. Hablar puede aliviar enormemente la presión y aumentar los sentimientos de intimidad entre las parejas. Hablar con un terapeuta también puede ser útil en algunos casos, especialmente con hombres que sufren problemas de autoimagen, estrés o antecedentes de abuso sexual (todos los cuales pueden contribuir a la eyaculación precoz). En algunas ocasiones, un profesional puede ayudar a descubrir problemas subyacentes que en dado caso serán muy útiles para el control del orgasmo.

Respirar profundamente

Lo creas o no, la eyaculación precoz inducida por ansiedad puede controlarse en gran medida respirando profundamente. Nuestra forma recomendada de implementar la respiración profunda es inhalar por la nariz y exhalar lentamente por la boca después de 3 o 4 segundos. La respiración profunda puede hacer mucho para calmar los músculos y el sistema nervioso. La respiración lenta y profunda ayuda a oxigenar la sangre, lo que hace que nuestro cerebro indique la liberación de endorfinas. Puedes intentar practicar la respiración profunda antes y durante las relaciones sexuales.

Píldoras

Si estás lidiando con un caso grave de eyaculación precoz y has encontrado poca mejoría después de probar algunos métodos naturales, siempre puedes consultar con un médico certificado para obtener una solución. En algunos casos, te recetarán píldoras como Priligy, o si se trata de problemas psicológicos, a veces Prozac o Paxil pueden ayudar. Estas pueden ser una buena opción para los hombres que ya han agotado otros métodos.

Capítulo 7: Cimentando tus ganancias y conclusión

Después de realizar cualquier tipo de rutina de mejora masculina, se recomienda agregar un período extra de tiempo para "cimentar" tus ganancias. Por ejemplo, si tu objetivo es alcanzar 7.5 pulgadas de largo cuando erecto, una regla general sería ir por unas .5 pulgadas adicionales para solidificar lo que has ganado hasta ahora. Al igual que con otros tipos de mejora de tejido (como la construcción de músculo), cada vez que dejas de hacer ejercicio, habrá un cierto grado de reversión; sin embargo, las buenas noticias para los hombres interesados en la mejora masculina es que no requiere mucho trabajo mantener la mayor parte de lo que ganaste con todo el trabajo ya realizado. En el caso de desarrollar músculo, debes seguir haciendo ejercicio para mantener lo que ya has construido. El tejido del pene es diferente, y todo lo que tienes que hacer es recordar ir por una .5 pulgada de largo o ancho extra una vez que alcances tu objetivo.

Los beneficios de hacer ejercicios de mejora masculina son casi infinitos. Ya sea que aumentes enormemente tu confianza sexual o aumentes tu libido debido a todo el nuevo flujo sanguíneo en el área, la mayoría de los hombres sanos encontrarán que los ejercicios incluidos en esta guía serán un gran complemento para su vida sexual. Una vez que alcances un tamaño con el que te sientas satisfecho, te recomendamos que vuelvas a los ejercicios siempre que lo desees, ya que solo traerán consecuencias positivas para ti si los haces de forma responsable.

Preguntas frecuentes

Como con cualquier tema "tabú" (porque desafortunadamente, la mejora masculina suele catalogarse como tal), hay muchas preguntas que lo rodean. Aunque no podremos cubrirlos todas en este capítulo, echaremos un vistazo a algunas de los más comunes con la esperanza de dejar a un lado los mitos y misterios.

¿Por qué querría un pene más grande?

R: Esta es una pregunta muy válida. No hay ninguna razón por la que debas tener un pene más grande si te sientes completamente feliz con lo que tienes actualmente. Desafortunadamente, a la mayoría de los hombres les encantaría tener un órgano sexual más grande porque en la civilización moderna y en la mayoría de las culturas se le considera y aprecia como un atributo altamente deseable. Si tener un pene más grande es algo que siempre has deseado, entonces, por supuesto, hazlo. El impacto que tendrá en tu vida será tremendo; los hombres que implementan exitosamente programas de mejora masculina en sus vidas reportan una mayor sensación de confianza en la cama (y a veces incluso fuera de la habitación) y un mayor grado de placer al realizar actos sexuales. Las parejas también pueden estar contentas con los nuevos incrementos de tamaño, aunque no en todos los casos.

Si actualmente tienes pareja, se recomienda hablar con él/ella antes de comenzar cualquier programa de mejora masculina. Tu pareja podría decirte que tu tamaño actual está perfectamente bien y puede que ni siquiera le agrade la idea de que tengas un órgano masculino más grande. Si sientes que estás perfectamente de acuerdo con tu tamaño actual, entonces no hay necesidad de realizar ninguno de los ejercicios para ganar tamaño incluidos en esta guía. Sin embargo, puede resultar beneficioso agregar algunos de los otros ejercicios, como el Kegel y los movimientos helicóptero, para mejorar la calidad de la erección, el vigor, la libido y más.

¿Cómo funcionan los ejercicios? Encuentro muy difícil de creer que es posible incrementar el tamaño de mi pene usando solo mis manos.

R: En realidad es bastante simple. Cada vez que expones tu tejido peneano a una resistencia progresiva, crearás microdesgarros (tal como si estuvieras ejercitando tus músculos). Luego, tu cuerpo intentará reparar esos microdesgarros llenándolos y promoviendo el crecimiento. En pocas palabras, tu cuerpo reacciona a los estímulos de una manera "adáptate o muere". No tiene más opción que reaccionar fortaleciéndose y creciendo.

¿Cómo sé que estoy progresando?

R: Buenos indicadores de progreso son mejoras en la calidad de la erección y, obviamente, incrementos de tamaño visibles. Es importante mencionar que cada vez que encuentres que tu pene es visiblemente más grande, es posible que el crecimiento real aún no haya sucedido; a veces, es común encontrar el pene más grande o más grueso después de realizar una rutina, pero estos pueden ser efectos a corto plazo. Ten siempre en cuenta tu objetivos y lo que mencionamos anteriormente sobre la consolidación de tus ganancias.

¿Está bien si omito por completo la fase de calentamiento?

R: Aunque algunos hombres podrían saltarse y omitir la fase de calentamiento exitosamente, no lo recomendamos. A menos que estés muy presionado por el tiempo, intenta realizar esta fase antes de pasar a los demás ejercicios. La fase de calentamiento ayudará a que tu área genital se prepare al aumentar el flujo sanguíneo de una manera leve.

¿Cuáles son algunas de las lesiones más comunes que podría esperar si exagero en algunos ejercicios?

R: Estas son algunas de las lesiones más comunes que las personas han reportado como consecuencia de exagerar los ejercicios y no escuchar sus cuerpos:

- Dolor en el área de la ingle
- Sensación de agotamiento en el pene
- Venas trombosadas
- Obstrucción de los vasos linfáticos
- Aumento o disminución de sensibilidad en los genitales
- Disminución de la libido

- Empeoramiento de la calidad y la fuerza de la erección
- Disfunción eréctil a corto plazo en casos extremos

¿Cómo puedo saber si estoy aplicando la cantidad correcta de presión al realizar una repetición de estiramiento?

R: Esta puede ser una pregunta difícil porque si le preguntas a 5 hombres diferentes, probablemente obtendrás 5 respuestas diferentes. Por lo general, la sensación más común es una sensación de hormigueo o una ligera sensación de picazón/fatiga en el área estirada. Recuerda que si sientes algún dolor de cualquier tipo, entonces es casi seguro que estás aplicando demasiada presión. ¡Detente!

¿Qué tan importante es seguir un programa?

R: No es necesario seguir un programa para que puedas obtener buenos resultados. Sin embargo, recomendamos hacerlo porque es probablemente la manera más fácil, rápida y efectiva de alcanzar tus objetivos de tamaño. Al no seguir un programa, puedes sobre-entrenar y estancar fácilmente tu progreso.

En cualquier caso, si decides no seguir un programa, siempre recomendamos que escuches atentamente a tu cuerpo. Muchos han podido pasar por un excelente proceso sin la ayuda de un programa, pero por lo general ya tienen experiencia y han aprendido a ser sus propios entrenadores. Es todavía más crucial verificar si hay signos de dolor, ya que esto será una señal para que uses menos intensidad o simplemente selecciones un ejercicio diferente.

¿Puedo agregar X ejercicio a mi programa actual?

R: Puede que tengas éxito al agregar nuevos ejercicios a tu programa actual, pero también puede que no siempre funcione. Los programas están diseñados teniendo en cuenta una determinada selección de ejercicios porque se ha demostrado que funcionan cuando interactúan entre ellos. Si deseas experimentar (aunque no lo recomendamos), agrega el ejercicio y deja de hacerlo si hay señales de estancamiento en tu progreso.

¿Puedo agregar X aparato a mi programa actual?

R: Similar a la adición de ejercicios nuevos, es posible

que consigas incluir con éxito un aparato (como un extensor o una bomba a base de agua) en tu rutina actual. Como siempre, asegúrate de verificar cualquier signo de incomodidad o pérdida de progreso.

¿Ayudarán los ejercicios con la disfunción eréctil y/o la eyaculación precoz?

R: Cuando se realizan de manera responsable, la mayoría de los ejercicios de mejora masculina mejorarán en gran medida la salud general del pene y esto incluye la disfunción eréctil y la eyaculación precoz. Sin embargo, ciertos ejercicios serán mejor dirigidos para un propósito específico; por ejemplo, los ejercicios de Kegel son excelentes para el control de la eyaculación, mientras que los jelqs y los estiramientos realmente pueden ayudar a que la sangre fluya para lograr mejores erecciones.

¿Es posible causar daño a corto o largo plazo al hacer los ejercicios?

R: Cuando se realizan con la forma e intensidad correctas, los ejercicios no representarán ningún peligro para tu salud. Por supuesto, puede ser fácil aplicar mucha fuerza en algunos de los ejercicios (como los estiramientos) y si no tienes cuidado, puedes terminar lastimando tu pene. Los efectos negativos a corto plazo son en su mayoría una peor calidad de erección y una sensación de disminución de la libido; sin embargo, estos suelen durar unos pocos días y se revertirán por sí solos con un poco de descanso. Un poco de sentido común puede ser muy útil: si empieza a doler, detén por completo lo que estás haciendo.

¿Cuántas pulgadas podré ganar al hacer los ejercicios y seguir los programas?

R: Nos encantaría poder decirte que puedes ganar hasta 5 pulgadas siguiendo un programa basado en ejercicios manuales, pero en realidad, esto depende de cómo responde cada individuo a la estimulación del tejido. Algunas personas han reportado con éxito hasta 5 pulgadas después de dedicarse a los ejercicios, mientras que otros reportan alrededor de 3. Cada hombre sano tendrá una respuesta diferente, pero como regla general, debes ser capaz de ganar al menos 2-3 pulgadas si eres lo suficientemente constante. Si sientes que has logrado cierta estabilidad después de ganar algunas pulgadas y aún deseas obtener más, puedes comenzar a considerar agregar otras opciones a tu rutina, como los aparatos mencionados anteriormente.

¿Recomiendas tomar suplementos mientras se sigue cualquiera de los programas?

R: Los suplementos son totalmente opcionales, aunque hay algunos que son excelentes para la salud general del pene. Como siempre, consulta con tu médico antes de incluir alguno de estos en tu dieta actual. Estas son algunas de las opciones que podemos recomendar:

• El Ginkgo Biloba se ha usado durante milenios para tratar problemas circulatorios, por lo que no es de extrañar que sea una recomendación sólida para la salud del pene. Algunas personas que sufren de disfunción eréctil han descubierto que este suplemento por sí solo hizo una gran diferencia en su vida sexual. Incluso si no estás sufriendo de DE, probablemente te beneficies de las erecciones más fuertes y consistentes como consecuencia de la circulación mejorada.

- El aceite de pescado es uno de los mejores suplementos que cualquier ser humano saludable puede tomar, y también ofrece algunos beneficios para la salud del pene, como una mejor circulación y el aumento de la libido. Vale la pena mencionar una precaución: algunas personas que han tomado dosis muy altas de aceite de pescado han reportado en realidad una disminución en la libido y en la calidad de la erección, así que simplemente mantente dentro de las dosis normales.

- El ginseng es una hierba con la que probablemente ya estés familiarizado, ya que muchos tés helados la contienen. El ginseng es muy común y los suplementos se pueden encontrar fácilmente en la mayoría de las farmacias. De manera similar al Ginko Biloba, el ginseng se ha usado durante milenios para tratar la disfunción eréctil y el vigor. Las personas también han reportado un aumento en el deseo sexual. Algunos prefieren beberlo como un té, mientras que a otros les gusta la practicidad de tomarlo en forma de píldora.

- El zinc es otro gran suplemento que podría ofrecerle beneficios a tu vida sexual. Aunque no está sólidamente respaldado por evidencia médica, algunos hombres han reportado un aumento en la libido y el vigor cuando toman suplementos de zinc. También es conocido por hacer maravillas con la producción y el volumen del semen. Pero caer en el exceso también puede ser muy fácil, y algunos de los efectos secundarios negativos reportados incluyen sueños lúcidos, por lo que se recomienda comenzar con dosis muy pequeñas.

• La hierba de cabra en celo es solo el nombre popular del epimedium. También se puede tomar para la disfunción eréctil y la baja libido. Se vende popularmente en píldoras pero también se puede encontrar en forma de tabletas y en polvo. Sus efectos generalmente se sienten después del consumo constante durante unas pocas semanas. Los resultados pueden ser variables (aunque esto probablemente aplique para todos los suplementos de esta lista), y aunque muchos hombres han tenido mucho éxito con el epimedium, han habido algunos casos que no reportaron efectos positivos en absoluto.

• La vitamina E es un gran suplemento, especialmente para hombres que padecen la enfermedad de Peyronie, una condición que hace que el pene tenga una curvatura anormal cuando está erecto. La enfermedad de Peyronie generalmente está relacionada con niveles anormales de tejido cicatricial o placa dentro del tejido del órgano masculino. En algunos casos, incluso puede causar dolor cuando el pene está erecto. La vitamina E es excelente para mejorar los síntomas de esta enfermedad y, aunque no existe una cura conocida para ella, puede marcar la diferencia entre sufrir erecciones incómodas y estar casi libre de dolor.

www.ingramcontent.com/pod-product-compliance
Lightning Source LLC
Chambersburg PA
CBHW070037260726
48658CB00002B/658